T. Karthikeyan

Tratamento fisioterapêutico desportivo da tensão dos isquiotibiais

T. Karthikeyan

Tratamento fisioterapêutico desportivo da tensão dos isquiotibiais

Fisioterapia desportiva

Imprint
Any brand names and product names mentioned in this book are subject to trademark, brand or patent protection and are trademarks or registered trademarks of their respective holders. The use of brand names, product names, common names, trade names, product descriptions etc. even without a particular marking in this work is in no way to be construed to mean that such names may be regarded as unrestricted in respect of trademark and brand protection legislation and could thus be used by anyone.

Cover image: www.ingimage.com

This book is a translation from the original published under ISBN 978-620-6-77262-0.

Publisher:
Sciencia Scripts
is a trademark of
Dodo Books Indian Ocean Ltd. and OmniScriptum S.R.L publishing group

120 High Road, East Finchley, London, N2 9ED, United Kingdom
Str. Armeneasca 28/1, office 1, Chisinau MD-2012, Republic of Moldova, Europe
Printed at: see last page
ISBN: 978-620-8-02663-9

Dr.T.Karthikeyan, MSPT, Doutoramento, D.SC (Reabilitação Desportiva)

(Aptidão física, testes físicos, especialista em prescrição)
(Académico proeminente, investigador, educador
Reabilitação
& Cuidados funcionais),
Professor Associado/Chefe /
Antigo reitor/presidente
(Fisioterapia/Farmácia/Departamento de Assistência aos Estudantes)
Universidade de Gurugram
Setor 51
Jardim Mayfield
Gurugram-122003
Haryana
Índia
Telemóvel: - +91-9448343356,
Correio eletrónico:- karthik77in@yahoo.co.in
dr.t.karthikeyan@gurugramuniversity.ac.in,
drkarthiknimhans@gmail.com

Índice

INTRODUÇÃO 6

REVISÃO DA LITERATURA 12

METODOLOGIA.. 16

RESULTADOS 23

RESULTADOS 35

DISCUSSÃO 36

CONCLUSÃO.. 38

LIMITAÇÕES... 39

OUTRAS RECOMENDAÇÕES 40

REFERÊNCIAS.. 41

APÊNDICE 49

RECONHECIMENTO

Antes de mais, gostaria de agradecer a **Deus Todo-Poderoso** pela Sua orientação ao longo da minha carreira. Este projeto foi uma grande experiência de aprendizagem para mim.

Dinesh Kumar, Hon VC, meu guia académico e modelo, pelo seu apoio oportuno, orientação constante e encorajamento inabalável ao longo do meu estudo.

Expresso a minha sincera gratidão ao **Prof. S.C Kundu** , Professor, guia DAA, pelo seu constante apoio administrativo ao longo do meu estudo.

Expresso a minha sincera gratidão ao **Dr. Dr. Rajiv Kumar Singh**, Registrador-guia, pelo seu constante apoio administrativo ao longo do meu estudo.

Tenho o dever de agradecer sinceramente à minha amada esposa, **Sra. Krishna Veni**, aos meus filhos **Sai Ghayathri K**, aos meus pais e à minha sogra pelo seu amor, apoio, motivação e orações que tornaram esta jornada abençoada.

Os meus agradecimentos especiais e sinceros aos meus sujeitos, pelo seu precioso tempo e apoio, sem os quais este estudo não poderia ter sido bem sucedido.

RESUMO

Introdução

Os músculos isquiotibiais são os mais prevalentes para a tensão no corpo. A rigidez destes músculos provoca uma diminuição da amplitude de movimento e da flexibilidade das articulações da pélvis, da anca e do joelho. A rigidez muscular das extremidades inferiores e a consequente diminuição da flexibilidade das articulações são consideradas os principais factores etiológicos das lesões músculo-esqueléticas.

A tensão muscular é um fator limitativo do desempenho físico ótimo, incluindo as actividades diárias, e um fator intrínseco importante para as lesões desportivas

Objetivo do estudo

Comparar a eficácia da técnica de energia muscular e do treino excêntrico na flexibilidade dos isquiotibiais em atletas.

Material e métodos

Para o estudo, foram selecionados 30 atletas com tensão nos isquiotibiais. Os sujeitos foram tratados com a Técnica de Energia Muscular (Grupo A) e Treino Excêntrico (Grupo B). O tratamento foi dado aos atletas durante uma sessão com dois dias de descanso. O resultado foi medido em termos do teste de extensão ativa do joelho (ângulo poplíteo) e do teste de sentar e alcançar.

Resultados

Foi utilizado o teste t independente para comparar os valores pré-teste-pós-teste entre os grupos. Ao comparar os valores médios do Grupo A e B de ambas as técnicas, verifica-se um aumento significativo no pós-teste. Mas a técnica de energia muscular mostra o valor médio mais alto, que é mais eficaz do que o treinamento excêntrico em **p <0,001.**

Conclusão

A técnica Muscle Energy é mais eficaz do que o treino excêntrico na melhoria de

Flexibilidade dos isquiotibiais em atletas saudáveis.

Palavras-chave

Técnica de energia muscular, treino excêntrico, teste ativo de extensão do joelho e teste de sentar e alcançar, flexibilidade dos isquiotibiais.

1. INTRODUÇÃO

Correr é uma das actividades recreativas e eventos desportivos mais populares em todo o mundo. Correr melhora a saúde cardiovascular, aumenta a massa muscular magra e ajuda a aliviar o stress, pelo que é uma excelente forma de manter uma boa saúde física e mental. Mas a corrida também pode provocar desequilíbrios musculares e tensões que conduzem a lesões. No entanto, tem sido dito que a maioria dos atletas sofre lesões músculo-esqueléticas associadas à corrida[1,2]. Clinicamente, considera-se que a tensão muscular é uma causa importante de lesões. Roy e Irvin sugeriram que quanto mais o atleta corre, maior é a probabilidade de desenvolver tensão muscular[3]. A corrida hipertrofia frequentemente os grupos musculares isquiotibiais e gastrocnémios, com concomitante inflexibilidade destes músculos[4]. James et al também referem que os corredores têm tendência para apresentar tensão nos músculos isquiotibiais e da barriga da perna[5].

A tensão dos isquiotibiais é a incapacidade de esticar o músculo em toda a sua amplitude. Este músculo é o principal motor e estabilizador do corpo e contém o fuso muscular, que é a sua unidade funcional, e os órgãos tendinosos de Golgi, que desempenham um papel importante na determinação do comprimento e da função dos componentes musculares. Os isquiotibiais (Biceps femoris , Semi tendinose, semimembranose) são o grupo de músculos longos e poderosos que se estendem pela parte posterior da coxa. A rigidez deste músculo causa lesões relacionadas com o desporto, perturbações da coluna lombar e dores lombares em geral. Assim, a flexibilidade muscular desempenha um papel importante nos desportistas para prevenir as lesões.

A flexibilidade foi definida como a capacidade de um músculo se alongar e permitir que uma articulação ou mais do que uma articulação numa série se mova através de uma amplitude de movimento[6] . É um atributo da aptidão física e é frequentemente avaliada a partir da amplitude de movimento das articulações (ADM). A flexibilidade é considerada um elemento essencial do funcionamento biomecânico normal no desporto[8] . A literatura refere uma série de benefícios associados à flexibilidade, incluindo a melhoria do desempenho atlético, a redução do risco de lesões, a prevenção ou redução da dor pós-exercício e a melhoria da coordenação[8] . Alguns estudos demonstraram que a diminuição da flexibilidade dos isquiotibiais é um fator de risco para o desenvolvimento de tendinopatia da rótula e de dor patelo-femoral, bem como de lesões por distensão dos isquiotibiais[9,10] . Worrel et al afirmaram que "a falta de flexibilidade dos isquiotibiais é a caraterística mais importante das lesões dos isquiotibiais nos atletas.

A técnica de energia muscular é uma técnica manual desenvolvida por osteopatas que é atualmente utilizada em muitas profissões de terapia manual diferentes[20] . Esta abordagem tem como alvo principal os tecidos moles e é conhecida principalmente como MET[20, 21] . Afirma-se que é eficaz para uma variedade de objectivos, incluindo o alongamento de músculos encurtados, como bomba linfática ou venosa para ajudar a drenar fluidos ou sangue e aumentar a amplitude de movimento de uma articulação restringida[22] . O relaxamento pós-isométrico é uma forma de MET que ajuda a alongar os isquiotibiais apertados através do seu método de contração e relaxamento. O termo exercício de relaxamento pós-isométrico refere-se ao efeito da redução subsequente do tónus experimentado por um músculo ou um grupo de músculos, após breves períodos durante os quais foi realizada uma contração isométrica.

O treino excêntrico permite que o músculo se alongue naturalmente e no seu estado relaxado. Este alongamento é conseguido fazendo com que os sujeitos contraiam excentricamente o músculo para mover a articulação através de toda a amplitude disponível de forma lenta e controlada para esticar o grupo muscular agonista[24] . É uma melhor estratégia de treino para melhorar a flexibilidade e também capaz de aumentar a força e proteger contra lesões musculares[25] . Mais recentemente, Nelson e Bandy investigaram um programa de flexibilidade que consistia em treinar excentricamente um músculo através de uma gama completa de movimentos. A literatura anterior sugere que a maioria das lesões ocorre na fase excêntrica da atividade[26] . Os músculos isquiotibiais são mais frequentemente lesionados quando trabalham excentricamente durante a desaceleração ou a aterragem. O treino excêntrico de um músculo através de uma gama completa de movimentos pode reduzir as taxas de lesões, melhorar o desempenho atlético e melhorar a flexibilidade.

2. NECESSIDADE DO ESTUDO

Good ridge JP afirmou que a técnica de energia muscular é basicamente um truque eletrofisiológico para encorajar o músculo a relaxar mais rapidamente, e sugere que a técnica de energia muscular ajuda a alongar os isquiotibiais apertados através do seu método de contração e relaxamento. Nelson e Bandy, 2004, afirmaram que o treino excêntrico pode ser uma forma eficaz de aumentar a flexibilidade. Por isso, este estudo foi realizado para descobrir o melhor método para aumentar o comprimento muscular em atletas saudáveis.

3. FINALIDADE E OBJECTIVOS DO ESTUDO

Objetivo

- Comparar a eficácia da técnica de energia muscular e do treino excêntrico através da extensão ativa do joelho e do teste de sentar e alcançar em atletas.

Objectivos do estudo

- Verificar a eficácia da técnica de energia muscular na flexibilidade dos isquiotibiais através do teste de extensão ativa do joelho e do teste de sentar e alcançar em atletas.

- Verificar a eficácia do treino excêntrico na flexibilidade dos isquiotibiais através do teste de extensão ativa do joelho e do teste de sentar e alcançar em atletas.

- Comparar a eficácia da técnica de energia muscular e do treino excêntrico na flexibilidade dos isquiotibiais através do teste de extensão ativa do joelho e do teste de sentar e alcançar em atletas.

4. HIPÓTESE DO ESTUDO

Null Hypothesis (H₀)   There is no significant difference in the effectiveness of Muscle Energy Technique on hamstring flexibility in athletes.

Alternate Hypothesis (H₁)   There is significant difference in the effectiveness of Muscle Energy Technique on hamstring flexibility in athletes.

Null Hypothesis (H₀)   There is no significant difference in the effectiveness of Eccentric Training on hamstring flexibility in athletes.

Alternate Hypothesis (H₁)   There is significant difference in the effectiveness of Eccentric Training on hamstring flexibility in athletes.

5. REVISÃO DA LITERATURA

- **Harvard et al, Witvrouw et al e Johagen et al (2007)** concluíram que a diminuição da flexibilidade dos isquiotibiais é um fator de risco para o desenvolvimento de tendinopatia da rótula, dor patelofemoral e lesão por tensão dos isquiotibiais.

- **Hopper et al (2005)** afirmaram que a flexibilidade é considerada como um elemento essencial do funcionamento biomecânico normal no desporto.

- **C.D.Weijer et al (2003)** descobriram que a falta de flexibilidade dos isquiotibiais era a caraterística mais importante das lesões dos isquiotibiais nos atletas.

- **Murphy et al e C.D Weijer et al (2003)** afirmaram que se pensa que o comprimento do tecido muscular desempenha um papel importante na eficiência e eficácia do movimento humano[38] .

- **Magnusson et al (1996)** demonstraram que o aumento da extensibilidade muscular foi atribuído à produção de um maior binário.

- **Jonhagen et al (1994)** afirmaram que a falta de flexibilidade tem sido sugerida como um fator predisponente para as distensões dos isquiotibiais.

- **Adel Rashad Ahmed (2011)** Comparou o efeito da Técnica de Energia Muscular e do Alongamento Dinâmico na Flexibilidade dos Isquiotibiais em Adultos Saudáveis com Vinte indivíduos saudáveis do sexo masculino com tensão nos isquiotibiais foram divididos aleatoriamente em dois grupos iguais. O tratamento foi administrado durante 6 dias consecutivos e o resultado foi medido através do teste de extensão ativa do joelho. A amplitude de movimento foi registada na linha de base e, após a intervenção, concluiu-se que ambas as técnicas melhoraram a flexibilidade dos isquiotibiais.

- **Daniel mayorga -vega (2014)** examinou a literatura científica sobre a validade relacionada com o critério dos testes de sentar e alcançar para estimar a extensibilidade dos isquiotibiais e da lombar. Em geral, o teste de sentar e alcançar tem uma validade média moderada relacionada com o critério para estimar a extensibilidade dos isquiotibiais, mas tem uma validade média baixa para estimar a extensibilidade lombar.

- **Mohd.Waseem et al (2010)** compararam os efeitos da técnica de energia muscular e do treino excêntrico no ângulo poplíteo e concluíram que ambas as técnicas melhoram o ângulo poplíteo. Mas a técnica de energia muscular resultou numa melhoria máxima em comparação com o treino excêntrico na flexibilidade dos isquiotibiais.

- **Daniel et al (2007)** concluíram que o treino excêntrico é uma melhor estratégia de treino para melhorar a flexibilidade, aumentar a força e proteger contra lesões musculares.

- **Daniela Nice Ferreira et al (2007)** Compararam a influência do alongamento estático e do treinamento excêntrico na flexibilidade dos músculos isquiotibiais e concluíram que ambas as técnicas aumentaram a flexibilidade, sendo maior no treinamento excêntrico[63]

- **Nelson RT et al (2006)** sugeriram que uma forma excêntrica de alongamento dos isquiotibiais pode ter um efeito imediato superior na flexibilidade. Os exercícios de alongamento excêntrico, por outro lado, podem ter um papel protetor quando incorporados num aquecimento dinâmico antes do jogo[41] .

* **Nelson e Bandy et al (2004)** afirmaram que o treino excêntrico pode ser uma forma eficaz de aumentar a flexibilidade.

* **Cupt .Eric Wilson et al (2003)** descobriram que, para alcançar o relaxamento pós-isométrico (PIR), o efeito de uma contração sustentada nos órgãos tendinosos de Golgi parece ser fundamental, uma vez que a sua resposta à contração isométrica parece ser a de fixar o tendão e o músculo a um novo comprimento, inibindo-o.

* **Leon C (2001)** afirmou que não há contra-indicações para a MET. É perfeitamente adequado utilizar a MET numa situação aguda e extremamente dolorosa, trabalhando com contracções minúsculas.

* **Liebenson C (1998)** sugeriu que a Técnica de Energia Muscular será eficaz no tratamento de distúrbios de tensão muscular e afirmou que relaxa, alonga, fortalece e reeduca eficazmente as vias motoras sensoriais anormais.

* **Bandy W.D (1997)** sugeriu que a duração de 30 segundos é um tempo de alongamento eficaz para aumentar a flexibilidade dos músculos isquiotibiais[44] .

* **Philip Green man et al (1996)** sugeriram que as técnicas de energia muscular podem ser usadas para alongar um músculo encurtado, contraído ou espástico para mobilizar uma articulação com mobilidade restrita.

* **Oajdosis KR e Lusin et al (1993)** determinaram a flexibilidade dos isquiotibiais através do teste de extensão ativa do joelho, que demonstrou ter uma excelente fiabilidade no teste e no re-teste.

- **Sharon Wang.S, Susan I. Whitney et al (1993)** afirmaram que, em comparação com uma população não corredora, os corredores de longa distância testados tinham menos ADM dos isquiotibiais, medida pela flexão da anca com o joelho estendido, e que os homens tinham os músculos isquiotibiais mais tensos do que as mulheres.

- **Gogio P et al (1987)** Demonstrated reliability and validity of goniometric measurements at the knee.

- **Bach et al (1985)** verificaram que os corredores tinham uma flexão da anca significativamente limitada com o joelho estendido, em comparação com o grupo que não corria.

- **Ekstrand et al (1982)** Demonstrou a fiabilidade das medições do goniómetro dos membros inferiores.

6. METODOLOGIA

6.1 CONCEPÇÃO DO ESTUDO:

* Conceção quase experimental

6.2 TIPO DE ESTUDO :

- Estudo comparativo

6.3 TAMANHO DA AMOSTRA:

O total de amostras (N) = 30. As amostras são selecionadas de acordo com os critérios de inclusão e exclusão. São divididas em dois grupos

* Grupo A - 15 indivíduos
* Grupo B -15 indivíduos

6.4 MÉTODO DE AMOSTRAGEM:

- Amostragem cómoda

6.5 CONTEXTO DO ESTUDO

Gurugram University Ground, Gurugram

6.6 DURAÇÃO DO ESTUDO

4 SEMANAS

6.7 CRITÉRIOS DE SELECÇÃO

CRITÉRIOS DE INCLUSÃO

* Atletas indianos masculinos dos 100 metros
* Idade 18 -25 anos
* Atletas fora de época

- Tensão nos isquiotibiais (incapacidade de atingir mais de 160 graus de extensão do joelho com a anca a 90 graus de flexão)
- Disponibilidade para participar no estudo

CRITÉRIOS DE EXCLUSÃO

- Lombalgia aguda/crónica
- Lesão nos isquiotibiais
- Inchaço visual agudo na região do músculo isquiotibial
- Indivíduos já envolvidos em qualquer programa de exercícios para os membros inferiores
- Lesões e fracturas dos tecidos moles
- Articulações inflamatórias
- Condição artrítica
- Indivíduos com antecedentes de cirurgia da anca, do joelho e do tornozelo

6.8 MATERIAIS UTILIZADOS

- Sofá
- Goniómetro universal
- Faixa térmica preta
- Caixa de sentar e alcançar
- Parar o relógio
- Papel
- Lápis
- Borracha

6.9 INSTRUMENTOS DE AVALIAÇÃO

- TESTE DE EXTENSÃO ACTIVA DO JOELHO

- TESTE DE SENTAR E ALCANÇAR

7. PROCEDIMENTO

Os sujeitos que se voluntariaram para participar no programa de treino foram selecionados com base nos critérios de seleção. Foram selecionados 30 corredores de 100 metros do sexo masculino, divididos em dois grupos A e B, com 15 elementos por grupo, e foi-lhes explicado o estudo. Foi obtido o consentimento informado dos sujeitos. Neste estudo, os sujeitos do grupo A foram treinados com a técnica de energia muscular e os sujeitos do grupo B foram tratados com treino excêntrico. Antes de cada estudo, foi efectuado um pré-teste.

GRUPO A - Composto por 15 indivíduos que foram treinados com a Técnica de Energia Muscular.

GRUPO B - Constituído por 15 indivíduos que foram treinados com Treino Excêntrico. Após cada sessão de tratamento, foi efectuado um pós-teste. Os sujeitos foram informados de que seriam excluídos do estudo caso desenvolvessem qualquer dor ou lesão nos membros inferiores ou nas costas durante o período de treino e se o sujeito interrompesse o programa de treino. Neste estudo, nenhum dos sujeitos foi excluído.

7.1 TESTE DE EXTENSÃO ACTIVA DO JOELHO

O indivíduo foi colocado em posição supina com a anca fletida a 90^0 e o joelho fletido. Foi utilizada uma barra transversal para manter a posição correta da anca e da coxa. A outra perna e a pélvis estavam em posição neutra e estabilizadas por cintas com a mesa. O fulcro do goniómetro foi centrado sobre o côndilo lateral do fémur. O braço estável foi fixado ao longo da coxa, utilizando o trocânter maior como referência. O braço móvel foi alinhado com a parte inferior da perna, utilizando o maléolo lateral como referência. A anca e o joelho da extremidade a ser testada foram colocados em flexão de 90^0 com o aspeto anterior. Foi pedido ao sujeito que estendesse o joelho o mais possível até sentir uma ligeira sensação de estiramento. Em seguida, o ângulo de extensão do joelho foi medido com um goniómetro.

Foram efectuadas três medições e a média destas três medições constituiu a medição final do ângulo poplíteo através do teste de extensão ativa do joelho. (Russell &william, 2004).

7.2 TESTE DE SENTAR E ALCANÇAR

O sujeito foi obrigado a sentar-se no chão durante muito tempo. Os sapatos devem ser retirados. As solas dos pés são colocadas de forma plana contra a caixa. Ambos os joelhos devem ser bloqueados e pressionados contra o chão, enquanto o ombro está a 90^0 de flexão para a frente. O sujeito foi instruído a estender a mão para a frente ao longo da linha de medição, tanto quanto possível, assegurando que as mãos permanecem ao mesmo nível, sem que uma se estenda mais para a frente do que a outra. Após algumas tentativas, o sujeito estende a mão e mantém essa posição durante um ou dois segundos, enquanto a distância é registada. Foram efectuadas três medições e a média destas três medições foi a medida final do teste de sentar e alcançar. (Bakirtzoglou.P, 2010)

7.3 TÉCNICA DE ENERGIA MUSCULAR

S sujeito foi colocado em posição supina. Em seguida, o terapeuta estendia o joelho até à posição em que o sujeito referia primeiro qualquer desconforto ou sensação de estiramento dos isquiotibiais, e provocava uma contração isométrica moderada (aproximadamente 50% da contração máxima) do músculo isquiotibial durante um período de cinco segundos. Em seguida, foi-lhe pedido que relaxasse o músculo de modo a que o joelho fosse estendido até uma nova barreira. Após um período de três segundos de relaxamento, a técnica foi repetida por 5 vezes de 3 séries com um período de recuperação de 30 segundos entre as séries (Ballantyne F, Fryer G, Mclaughlin P 2003)

FIGURA 1 - TÉCNICA DA ENERGIA MUSCULAR

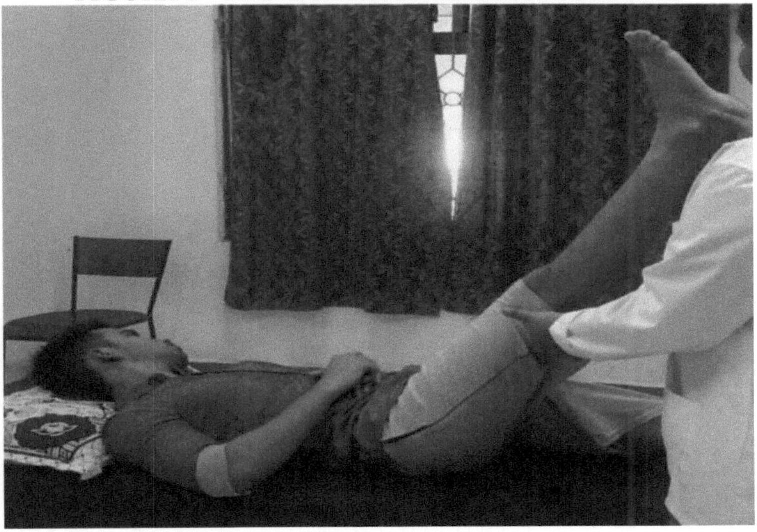

7.4 TREINO EXCÊNTRICO

O sujeito foi colocado em posição supina com a perna totalmente estendida. Uma faixa de resistência elástica preta com 3 pés de comprimento foi enrolada à volta do calcanhar e o sujeito segurou as extremidades da faixa com cada mão. O sujeito foi instruído a manter o joelho oposto bloqueado em extensão total e a anca em posição neutra durante toda a atividade. O sujeito foi então instruído a levar a anca de teste à flexão total da anca, puxando a banda de resistência fixada com o pé e ambos os braços, certificando-se de que o joelho permanecia sempre bloqueado em extensão total. A flexão total da anca foi definida como a posição de flexão da anca em que o sujeito sentia um alongamento suave. Enquanto o sujeito puxava a anca para a flexão completa com os braços, era instruído a resistir simultaneamente à flexão da anca, contraindo excentricamente o músculo isquiotibial durante toda a amplitude de flexão da anca. O sujeito foi instruído a fornecer atividade dos músculos isquiotibiais, de modo a que toda a flexão da anca demorasse cerca de 5 segundos a ser completada. Uma vez alcançada, esta posição de flexão da anca foi mantida durante 5 segundos e, em seguida, a extremidade foi baixada até ao solo (extensão da anca) pelos braços do sujeito. Este procedimento foi repetido por 5 vezes de 3 séries sem descanso entre as repetições e 30 segundos de período de recuperação entre as séries (Russell & William, 2004).

FIGURA 2- TREINO EXCÊNTRICO

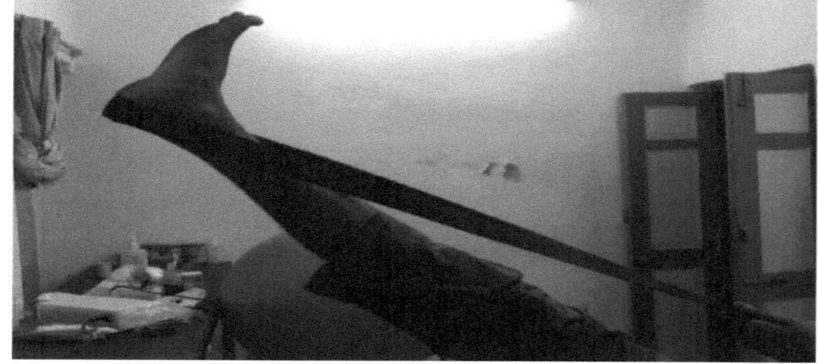

8. RESULTADOS

Os dados recolhidos foram tabulados e analisados utilizando o pacote estatístico (SPSS versão 17). A média e o desvio padrão foram utilizados para avaliar todos os parâmetros. O teste "t" emparelhado foi utilizado para determinar a diferença significativa entre a eficácia da Técnica de Energia Muscular na flexibilidade dos isquiotibiais através do teste de extensão ativa do joelho (ângulo poplíteo) e do teste de sentar e alcançar em atletas. O teste "t" emparelhado foi utilizado para determinar a diferença significativa entre a eficácia do treino excêntrico na flexibilidade dos isquiotibiais através do teste de extensão ativa do joelho (ângulo poplíteo) e do teste de sentar e alcançar em atletas. Foi utilizado o teste "t" emparelhado para determinar a diferença significativa na melhoria entre os valores pré e pós-tratamento do teste de extensão ativa do joelho (ângulo poplíteo) e do teste de sentar e alcançar no grupo.

Fórmulas:

$$t = \frac{\overline{d}\sqrt{n}}{s}$$

Desvio padrão:

$$S = \sqrt{\frac{\sum d^2 - \frac{(\sum d)^2}{n}}{n-1}}$$

Onde,

d é a diferença média calculada entre os valores pré-tratamento e pós-tratamento.

S é o desvio padrão.

n é a dimensão da amostra.

QUADRO - 1

COMPARAÇÃO DO TESTE DE EXTENSÃO ACTIVA DO JOELHO (POPLITEAL ANGLE) NO GRUPO - A ENTRE OS VALORES PRÉ E PÓS-TESTE PARA MET

GROUP A	PRE TEST		POST TEST		t-VALUE	SIGNIFICANCE LEVEL
	MEAN	SD	MEAN	SD		
Popliteal Angle	149.185	9.345	171.519	4.438	16.981	.000***

(***- p < 0.001)

A tabela acima revela a média, o desvio-padrão (D.P.), o valor t e o valor p do teste ACTIVE KNEE EXTENSION TEST (POPLITEAL ANGLE) entre o pré-teste e o pós-teste para o MET no Grupo - A. No teste ACTIVE KNEE EXTENSION TEST, existe uma diferença significativa entre os valores do pré-teste e do pós-teste (p***< 0,001).

COMPARAÇÃO DAS MÉDIAS DO PRÉ-TESTE E DO PÓS-TESTE NO GRUPO A

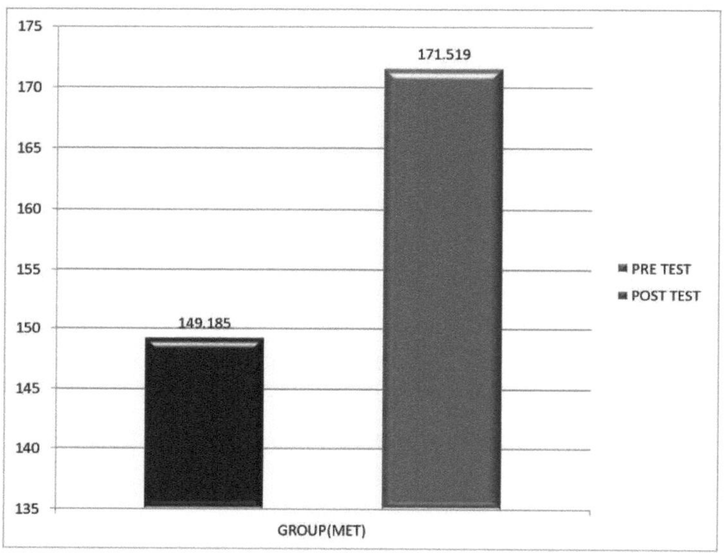

O diagrama de barras mostra os valores médios pré e pós-teste do Grupo A. Os valores médios pré e pós-teste são 149,185 e 171,519, respetivamente. Isto mostra que há uma melhoria do valor médio do ângulo poplíteo no pós-teste quando comparado com o pré-teste no MET.

COMPARAÇÃO DO TESTE DE EXTENSÃO ACTIVA DO JOELHO (ÂNGULO POPLÍTEO) NO GRUPO - B ENTRE OS VALORES PRÉ E PÓS-TESTE PARA O TREINO EXCÊNTRICO

GROUP B	PRE TEST		POST TEST		t-VALUE	SIGNIFICANCE LEVEL
	MEAN	SD	MEAN	SD		
Popliteal Angle	149.602	8.018	185.652	4.773	20.932	.000***

(***- p < 0.001)

A tabela acima revela a Média, o Desvio Padrão (D.P.), o valor t e o valor p do TESTE ACTIVO DE EXTENSÃO DO JOELHO (ÂNGULO POPLITEAL) entre o pré-teste e o pós-teste no Grupo B para o Treino Excêntrico. No teste ativo de extensão do joelho, existe uma diferença significativa entre os valores do pré-teste e do pós-teste (p***< 0,001) para o Treino Excêntrico.

GRÁFICO-2

COMPARAÇÃO DAS MÉDIAS PRÉ-TESTE E PÓS-TESTE NO GRUPO B TESTE EXCÊNTRICO

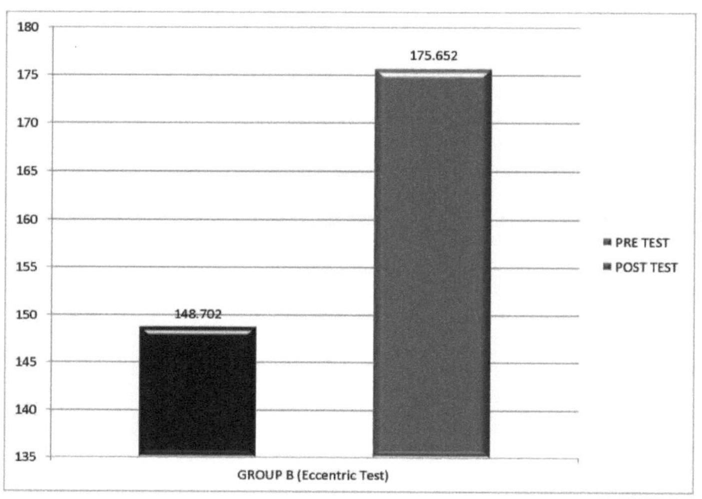

O diagrama de barras mostra os valores médios pré e pós-teste do Grupo B. Os valores médios pré e pós-teste são 148,702 e 175,652, respetivamente. Isto mostra que há uma melhoria do valor médio do ACTIVE KNEE EXTENSION TEST (ângulo poplíteo) no pós-teste quando comparado com o pré-teste do grupo B.

QUADRO - 3

Comparação do teste de sentar e alcançar no Grupo - A entre o pré e o pós-teste valores para MET

GROUP A	PRE TEST		POST TEST		t-VALUE	SIGNIFICANCE LEVEL
	MEAN	SD	MEAN	SD		
Sit and Reach Test	149.552	8.876	164.335	7.533	13.280	.000***

(*- p < 0.001)**

A tabela acima revela a média, o desvio padrão (D.P.), o valor t e o valor p do pré-teste e do pós-teste no Grupo - A para o teste de sentar e alcançar. Existe uma diferença significativa entre os valores do pré-teste e do pós-teste do Grupo A (p***< 0,001) para o teste de sentar e alcançar.

29

GRÁFICO- 3

COMPARAÇÃO DAS MÉDIAS PRÉ-TESTE E PÓS-TESTE EM GRUPO A NO TESTE DE SENTAR E ALCANÇAR PARA MET

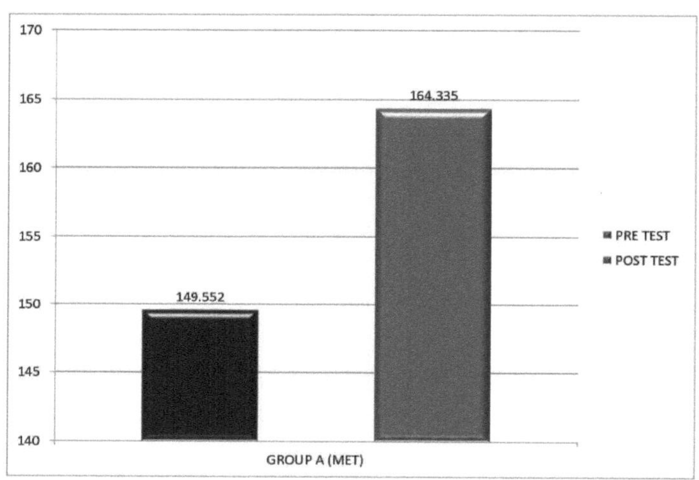

O diagrama de barras mostra os valores médios pré e pós-teste do Grupo C. Os valores médios pré e pós-teste são 149,552 e 164,335, respetivamente. Isto mostra que há uma melhoria do valor médio no pós-teste quando comparado com o pré-teste para o grupo A (MET).

QUADRO - 4

Comparação do teste de sentar e alcançar no Grupo - B entre os valores pré e pós-teste para o treino excêntrico

GROUP B	PRE TEST		POST TEST		t-VALUE	SIGNIFICANCE LEVEL
	MEAN	SD	MEAN	SD		
Sit and Reach Test	139.352	7.876	154.335	7.463	13.280	.000***

(***- $p < 0.001$)

A tabela acima revela a média, o desvio padrão (D.P.), o valor t e o valor p do pré-teste e do pós-teste no Grupo - A para o teste de sentar e alcançar. Existe uma diferença significativa entre os valores do pré-teste e do pós-teste (p***< 0,001) no teste de sentar e alcançar.

COMPARAÇÃO DO TESTE DE SENTAR E ALCANÇAR DENTRO DO GRUPO - B ENTRE OS VALORES PRÉ E PÓS-TESTE PARA O TREINO EXCÊNTRICO

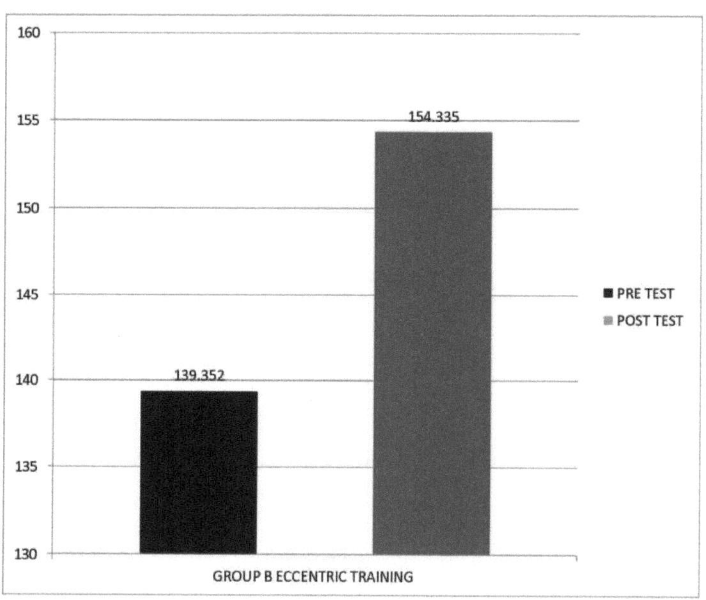

O diagrama de barras mostra os valores médios pré e pós-teste do Grupo B. Os valores médios pré e pós-teste são 139,352 e 154,335, respetivamente. Isto mostra que existe uma melhoria do valor médio no Teste de Sentar e Alcançar no pós-teste, quando comparado com o pré-teste do Treino Excêntrico

COMPARAÇÃO DO PÓS-TESTE DO TRATAMENTO MÉTRICO E EXCÊNTRICO ATRAVÉS DO TESTE DE EXTENSÃO ACTIVA DO JOELHO

Measurement	Type of treatment	Mean	SD	t-Test value	Significance
Active Knee Extension Test (Popliteal Angle)	MET	3.133	0.890	2.08	0.001
	Eccentric Training	3.733	1.978		

Inferência:

A tabela mostra a comparação entre o MET e o treino excêntrico através do teste de extensão ativa do joelho, o que representa uma elevada significância do MET em relação ao tratamento excêntrico através do teste de extensão ativa do joelho, com um t = 2,08 e uma significância de p<0,001.

QUADRO-6
COMPARAÇÃO DO PÓS-TESTE DO TRATAMENTO MÉTRICO E
EXCÊNTRICO ATRAVÉS DO TESTE DE SENTAR E ALCANÇAR

Measurement	Type of treatment	Mean	SD	t-Test value	Significance
Sit and Reach Test	MET	3.065	0.980	2.96	0.000
	Eccentric Training	3.953	1.099		

Inferência:

A tabela mostra a comparação entre o MET e o tratamento excêntrico

através do teste de extensão ativa do joelho, o que representa uma elevada

significância do MET em relação ao tratamento excêntrico

pelo teste Sit and Reach pelo t =2,96 e a significância de p<0,001

34

RESULTADOS

- Existe uma diferença significativa nos valores pré e pós-teste do grupo A (p***< 0,001) de acordo com o teste de extensão ativa do joelho.

- Existe uma diferença significativa entre os valores pré-teste e pós-teste do grupo A (p***< 0,001) de acordo com o teste de sentar e alcançar.

- Existe uma diferença significativa nos valores pré-teste e pós-teste do grupo B (p***< 0,001) de acordo com o teste de extensão ativa do joelho.

- Existe uma diferença significativa entre os valores pré-teste e pós-teste do grupo B (p***< 0,001) de acordo com o teste de sentar e alcançar.

- Comparando os resultados do MET e do treino excêntrico através do teste de extensão ativa do joelho (ângulo poplíteo), o valor médio do MET é de 3,133 e o desvio padrão é de 0,890 e o valor médio do treino excêntrico é de 3,733 e o desvio padrão é de 1,978. O valor t dos resultados da comparação é de 2,08 e P<0,001 . Como resultado, o MET é altamente significativo do que o treino excêntrico na melhoria da flexibilidade dos isquiotibiais em atletas. Assim, os atletas tratados com MET mostraram mais melhorias na flexibilidade dos isquiotibiais do que os atletas tratados com treino excêntrico

- Comparando os resultados do MET e do treino excêntrico através do teste de sentar e alcançar, o valor médio do MET é de 3,065 e o DP de 0,980 e o valor médio do treino excêntrico é de 3,953 e o DP de 1,099. O valor t da comparação dos resultados é de 2,96 e P<0,001 . Como resultado, o MET é altamente significativo do que o Eccentric Training na melhoria da flexibilidade dos isquiotibiais em atletas. Assim, os atletas tratados com MET mostraram mais melhorias na flexibilidade dos isquiotibiais do que os atletas tratados com Eccentric Training.

9. DISCUSSÃO

A revisão da literatura existente relativamente ao papel das diferentes técnicas na melhoria da flexibilidade revela um quadro confuso, no que diz respeito à técnica de energia muscular e ao treino excêntrico, que é a melhor para o efeito. Por conseguinte, o presente estudo foi realizado para comparar a eficácia da Técnica de Energia Muscular e do Treino Excêntrico na flexibilidade dos isquiotibiais em atletas saudáveis e para determinar qual é a melhor. Os isquiotibiais foram os músculos escolhidos por serem os mais propensos a lesões durante as actividades desportivas e, se a flexibilidade dos isquiotibiais for adequada, a incidência de distensões dos isquiotibiais pode ser reduzida e o desempenho também pode ser melhorado. Além disso, existem métodos bem documentados, fiáveis e válidos para testar a flexibilidade dos músculos isquiotibiais, como o teste do ângulo poplíteo/extensão ativa do joelho e o teste de sentar e alcançar.

Uma comparação dos valores pré-teste e pós-teste do teste de extensão ativa do joelho e do teste de sentar e alcançar para os grupos mostra que existe uma melhoria significativa em ambos os grupos. Assim, pode dizer-se que a técnica de energia muscular e o treino excêntrico são eficazes individualmente na melhoria da flexibilidade dos isquiotibiais.

A Técnica de Energia Muscular (MET) no presente estudo é comparável à observada em investigações anteriores. **Ballantyne et al.**[20] identificaram 30 segundos como a duração ideal para um alongamento eficaz; na MET, o alongamento muscular, que pode produzir um aumento no comprimento do músculo através de uma combinação de fluência e mudança plástica no tecido conjuntivo[22] . A técnica de relaxamento pós-isométrico (MET) tem um efeito no aumento da ADM da articulação. Esta conclusão é apoiada pelo estudo efectuado por **Leon Chaitow (1994).** No presente estudo, o aumento da flexibilidade após o MET foi maior (média pós-teste - 175,652), ao passo que o treino excêntrico (média pós-teste - 164,335) mostrou menos melhorias na flexibilidade dos isquiotibiais. O mecanismo subjacente ao aumento da flexibilidade muscular após o MET pode dever-se a alterações biomecânicas, neuro-fisiológicas e ao aumento da tolerância ao alongamento. Enquanto que o efeito primário do alongamento estático se centra na redução da tensão muscular e melhora a flexibilidade. No entanto, o mecanismo subjacente ao aumento da flexibilidade com a atividade excêntrica dos isquiotibiais ao longo de toda a amplitude de movimento não é claro. O músculo esquelético tem um grande potencial de adaptação induzido pela contração excêntrica e as alterações morfológicas estão relacionadas com a adição de sarcómeros em série[25] . A contração repetida (excêntrica) resulta em rupturas e danos nas membranas, o que, com efeito, leva a movimentos descontrolados de Ca++ e ao desenvolvimento de contratura localizada[64] ; isto pode ser a causa de uma menor melhoria da flexibilidade muscular no treino excêntrico do que na técnica de energia muscular.

Aqui, os nossos resultados apoiaram a hipótese de que existe uma diferença significativa entre a eficácia dos alongamentos estáticos, da técnica de energia muscular e do treino excêntrico na flexibilidade dos isquiotibiais em atletas saudáveis.

O resultado deste estudo também provou que a Técnica de Energia Muscular pode influenciar os músculos rígidos, diminuir a rigidez e aumentar a flexibilidade dos isquiotibiais do que o treino excêntrico. Este resultado é apoiado por **Lewit e Simons (1984)**[52] **Leon Chaitow (1994, 2002)**[55] que concluíram que a MET e os seus componentes têm efeitos significativos na redução da rigidez muscular individual e combinada. Assim, a nossa descoberta tem implicações na gestão de atletas com rigidez dos isquiotibiais.

10. CONCLUSÃO

Com base no presente estudo, pode concluir-se que a Técnica de Energia Muscular e o programa de treino excêntrico melhoram a flexibilidade dos isquiotibiais. A Técnica de Energia Muscular resultou numa melhoria máxima quando comparada com o treino excêntrico na flexibilidade dos isquiotibiais em corredores com tensão nos isquiotibiais.

11. LIMITAÇÕES

➤ Apenas os atletas selecionados para este estudo.

➤ O estudo foi efectuado com amostras mais pequenas.

➤ Curta duração do estudo.

➤ Os resultados obtidos neste estudo não puderam ser extrapolados para os atletas

das outras modalidades.

➤ Os factores nutricionais dos indivíduos não foram controlados.

12. OUTRAS RECOMENDAÇÕES

É necessário efetuar mais estudos para comprovar a eficácia do procedimento e das

técnicas utilizadas neste estudo com

> Atletas do sexo feminino.

> Diferentes faixas etárias.

> Amostras maiores.

> Diferentes campos de jogadores e desportos.

13. REFERÊNCIAS

1. **Franz III WB**: Síndromes de uso excessivo em corredores. In: Mellion MB (ed), Office Management of Sports Injuries andAthletic Problems, Philadelphia: Hanley & Belfus MC, 1988

2. **KoplanlP, Powell KE, Sikes RK, Shirley RW, Campbell CC**: Um estudo epidemiológico dos benefícios e riscos da corrida. IAMA 248:3 1 18-3 12 1, 1982

3. **Roy S, lrvin R**: Sports Medicine: Prevention, Evaluation, Management and Rehabilitation, Englewood Cliffs, Nl: Prentice-Hall, 1983

4. **Corbin CB**: Flexibilidade. Clin Sports Med 3:101-117, 1984

5. **James SL, Bates BT**, Osternig LR: Lesões em corredores. AMJ Sports Med 6:40-49, 1978

6. **Smith M A** comparison of two muscle energy techniques for increasing flexibility of the hamstring muscle group. J body work and movement therapies. 2008:12:312-317.

7. **Hopper, D., Decan, S., Das, S., Jain, A., Riddell, D., & Hall, T.** (2005). A mobilização dinâmica dos tecidos moles aumenta a flexibilidade dos isquiotibiais em indivíduos saudáveis do sexo masculino. British Journal of Sports Medicine, 39: 594-8.

8. **Pope, R., Herbert, R., &Kirwan, J.** (2000). A randomized trial of pre-exercise stretching for prevention of lower limb injury.Medicine and Science in Sports and Exercise, 32, 271 277.

9. **Harvard, V., & Roald, B.** (2007). A avaliação do treino excêntrico como tratamento para a tendinopatia patelar (joelho do saltador): uma revisão crítica

dos programas de exercício. British Journal of Sports Medicine, 41, 217-23.

10. **Jonhagen, S., & Nemeth. G.** (1994). Lesões dos isquiotibiais em velocistas. O papel da força muscular concêntrica e excêntrica dos isquiotibiais e da flexibilidade. The American Journal of Sports Medicine, 22(2), 262-266.

11. **Weijer, C. D, &Gorniak, P. T.** (2003). O efeito do alongamento estático e do exercício de aquecimento no comprimento dos isquiotibiais ao longo de 24 horas.Journal of Orthopaedic and Sports Physical Therapy, 33(12), 727-33.

12. **Anderson B, Burke ER.** Aspectos médico-científicos e práticos do alongamento.Clin Sports Med. 1991;10:63-87.

13. **Iashvilli AV.** Flexibilidade ativa e passiva em atletas especializados em diferentes desportos. TeorigPraktikaFizicheskoiKultury. 1987;7:51-52.

14. **C. D. Weijer, C Gorniak.** O efeito do alongamento estático e do exercício de aquecimento no comprimento dos isquiotibiais ao longo de 24 horas.Journal of Orthopedic Sports Physical Therapy. 2003, 33(12): 727-732.

15. **Bandy WD, Irion JM.** The effect of time on static stretch on the flexibility of the hamstring muscles.PhysTher 1994;74:845-52.

16. **Bandy WD, Irion JM, Briggler M.** O efeito do tempo e da frequência do alongamento estático na flexibilidade dos músculos isquiotibiais.PhysTher 1997;77:1090-6.

17. **Chan SP, Hong Y, Robinson PD.** Flexibilidade e resistência passiva dos isquiotibiais de jovens adultos utilizando dois protocolos diferentes de alongamento estático. Scand J Med Sci Sports 2001;11:81-6

18. **Feland JB, Myrer JW, Schulthies SS, et al.**The effect of duration of stretching

of the hamstring muscle group for increasing range of motion in people aged 65 years or older. PhysTher 2001;81:1110-17.

19. **Shellock, F. G., & Prentice, W. E.** (1985). Warming up and stretching for improved physical performance and prevention of sports related injuries. Sports Medicine, 2, 267 - 268.20.

20. **Ballantyne F, Fryer G, Mclaughlin P.** O efeito da técnica de energia muscular na extensibilidade dos isquiotibiais: o mecanismo da flexibilidade alterada. J Osteopathic Medicine. 2003:6:59-63.

21. **Chaitlow L, Liebenson C (Ed) In:** Técnicas de Energia Muscular. 2001: 2ª Edição, Donald R Murphy, Londres. Pg 95-106.

22. **Freyer G. et al.** Conceitos de energia muscular: uma necessidade de mudança. J osteopathic medicine. 2000: 3: 54-59

23. **Goodridge J.P.** Muscle energy Technique definição, explicação, métodos de procedimento Journal of merican Osteopathic association, 1981: 81(4) 249- 254.

24. **Russell T N, William DB.** O treino excêntrico e os alongamentos estáticos melhoram a flexibilidade dos isquiotibiais em rapazes do ensino secundário. Journal of Athletic Training. 2004, 39(3): 254-8.

25. **Daniela F, Janaina LL, Michelle FS, Aikelton FS, Macro TA.** Análise da influência do alongamento estático e do treinamento excêntrico na flexibilidade dos músculos isquiotibiais.XXV Simpósio da ISBS.2007, pp.454-7.

26. **Thacker SB, Gilchrist J, Stroup DF, et al.** The impact of stretching on sports injury risk: a systematic review of the literatures. Med Sci Sports Exerc. 2004;36:371-378

27.   **Roy S, Irvin R**: Sports Medicine: Prevention, Evaluation, Management and Rehabilitation, Englewood Cliffs, Nl: Prentice-Hall, 1983

28.   **James SL, Bates BT,** Osternig LR: Lesões em corredores. AMJ Sports Med 6:40- 49, 1978

29.   **S. Sharon Wang, Susan L. Whitney, Ray G. Burdett, Janine E. Janosky.** Flexibilidade Muscular das Extremidades Inferiores em Corredores de Longa Distância. JOSPT Volume 17 Número 2 Fevereiro1993

30.   **Bach DK, Green DS, lensen CM, SavinarE**: Uma comparação entre a tensão muscular e a dor lombar em corredores. J Ortho Sports PhysTher 6:315-323,1985

31.   **Beaulieu JE.** Desenvolvendo um programa de alongamento.The Physznan and Sportsmedznn-1. 981;9(11):59-65.

32.   **Vujnovich AL, Dawson NJ.** The effect of therapeutic muscle stretch on neural processing.J Orthop Sports PhysTher. 1994;20:145-153.

33.   **Harris ML.** Flexibilidade. Physical Therapy.1996, 49: 591-601.

34.   **Hopper D, Decan S, Das S, Jain A, Riddell D, Hall T.** A mobilização dinâmica dos tecidos moles aumenta a flexibilidade dos isquiotibiais em indivíduos saudáveis do sexo masculino. British J Sports Med. 2005, 39(8): 594.

35.   **Harvard V, Roald B.** A avaliação do treino excêntrico como tratamento para a tendinopatia patelar (joelho de saltador): uma revisão crítica dos programas de exercício. British J Sports Med. 2007, 41(23): 217

36.   **C. D. Weijer, C Gorniak.** O efeito do alongamento estático e do exercício de aquecimento no comprimento dos isquiotibiais ao longo de 24 horas.Journal of Orthopedic Sports Physical Therapy. 2003, 33(12): 727-732.

37. . **Daniela NF, Janaina LL, Michelle FS, Aikelton FS, Macro TA.** Análise da influência do alongamento estático e do treinamento excêntrico na flexibilidade dos músculos isquiotibiais.XXV Simpósio da ISBS.2007, pp.454-7.

38. **Murphy DF, Connolly DAJ, Beynnon BD.** Risk factors for lower extremity injury: a review of the literature. Br J Sports Med..2003, 37: 13-29.

39. **Nelson, T. R.; Bandy, W. D.** (2004) O treino excêntrico e os alongamentos estáticos melhoram a flexibilidade dos isquiotibiais em rapazes do ensino secundário. J Athletic Training, 39 (3), 254-8.40.

40. **Magnusson, Corbin CB** Flexibilidade. Clin Sports Med 3:101-117, 1996.

41. **Nelson RT.** (2006). Uma comparação dos efeitos imediatos do treino excêntrico vs. alongamento estático na flexibilidade dos isquiotibiais em atletas do ensino secundário e universitário. Jornal Norte-Americano de Fisioterapia Desportiva, 1(2): 56 - 61.

42. **Worrell TW,** Factores associados às lesões dos isquiotibiais: Uma abordagem ao tratamento e às medidas preventivas. Medicina Desportiva 1994; 17: 338-345.

43. **Hartig DE, Henderson JM,** Aumentar a flexibilidade dos isquiotibiais diminui as lesões por uso excessivo das extremidades inferiores em estagiários militares. American Journal sports Medicine 1999:27; 173-176.

44. **Bandy W.D, Irion JM Briggler .M.** The effect of time and frequency of static stretching on flexibility of hamstring muscles. Journal of Physical therapy .1997; 77:1090-1096.

45. **Smith AD, Stround, MC Queen C** flexibility and anterior knee pain in adolescent Delite figure skates 1991. Jornal de ortopedia pediátrica 11: 77-82.

46. **Hutton RS,** Neuro muscular basis of stretching exercises strength and power in

sport. Oxford, Inglaterra: Blackwell science publications 1992: 29-38.

47. **Goodridge J.P.** Muscle energy Technique definição, explicação, métodos de procedimento Journal of American Osteopathic association, 1981: 81(4) 249-254.

48. **Lewit .K.** Relaxamento pós-isométrico em combinação com outros métodos de facilitação e habituação muscular. Medicina Manual 1980; 2: 101- 104.

49. **Cupt .Eric Wilson, et al** técnicas de energia muscular em pacientes com dor lombar aguda. Um ensaio clínico piloto. Journal ortho sports therapy 2003; 33: 502-512

50. **Liebenson C,** Reabilitação da coluna vertebral. Técnica de relaxamento pós-isométrico das costas e dos membros inferiores 1998.

51. **Green man** principles of manual medicine 1996 2ª edição Williams and Wilkins Baltimore.

52. **Lewit .K e Libenson .**Relaxamento pós-isométrico em combinação com outros métodos de facilitação e habituação muscular. Manual Medicine 1980; 2: 101-104.

53. **Murphy D,** Reabilitação da coluna vertebral. Técnica de relaxamento pós-isométrico da coluna lombar e das extremidades inferiores 1998.

54. **Oajdosis KR e Lusin,** Hamstring muscle tightness reliability of an active knee extension test Fisioterapia. 1983; 63: 1086-1090.

55. **Leon C.** Técnica de energia muscular Churchill Living stone, Nova Iorque, 1997, PP: 2, dúvida 2001.

56. **EK Strand J et al** Lower extremity goniometric measurements a study to determine their reliability. Physical medicine Rehabilitation 1982: 63: 171-175.

57.   **Gogio P, Brate JH**, Fiabilidade e validade das medições goniométricas do joelho. Fisioterapia 1987; 67: 192-195.

58.   **Worrell TW, Smith T.L. Winegardner J** (1994). Efeito do alongamento dos isquiotibiais no desempenho dos músculos isquiotibiais. J Orthop Sports PhysTher 20(3):154-159

59.   **Jonhagen S, Nemeth G, Eriksson E.** Hamstring injuries in sprinters: the role of concentric and eccentric hamstring muscle strength and flexibility.AmJ Sports Med. 1994;22:262-266.

60.   **Bandy WD, Irion JM**. The effect of time on static stretch on the flexibility of the hamstring muscles.PhysTher 1994: 74: 845-852.

61.   **Mohd.Waseem, ShibiliNuhmani.** Um estudo comparativo da técnica de energia muscular e do treino excêntrico no ângulo poplíteo: flexibilidade dos isquiotibiais em universitários indianos do sexo masculino. Serbian Journal of sports sciences 2010,4(1):41-46.

62.   **ShibiliNuhmani, Mohd.Waseem.** Um estudo comparativo: Static stretching versus Eccentric training on popliteal angle in normal healthy Indian collegiate males. Jornal Internacional de Ciências do Desporto e Engenharia 2009, Vol.03, No.03, pp.180-186.

63.   **Daniela Nice Ferreira, Janaina Luciano Labanca.** Análise da influência do alongamento estático e do treinamento excêntrico na flexibilidade dos músculos isquiotibiais.XXV Simpósio da ISBS 2007, Ouro Preto- Brasil.

64.   **Gregory JE, Brockett CL, Morgan DL, Whitland NP, Proske U.** Effect of eccentric muscle contraction on golgi tendon organ responses to passive and active tension in the cat. Journal of Physiology. 2002, 538(18): 209.

65.   **Bakirtzoglou, P.,Ioannou,.P., Bakirtzoglou,F** .Avaliação da flexibilidade dos isquiotibiais utilizando dois instrumentos de medição diferentes.Journal of Sport Logia

2010, Vol .06,pp.28-32

14. APÊNDICE

14.1 TABELA DE AVALIAÇÃO

NAME   :   DATE:

AGE   :

GENDER   :   male □   female □

SPORT   :

1. Playing in competition now   yes□   no□

2. Under any Specific Training now   yes□   no□

If yes then specify   : ______________________________

3. Recent fracture   yes□   no□

4. Lower limb / back injury   yes□   no□

5. Acute inflammation   yes□   no□

6. Hyper mobility of joints   yes□   no□

7. Active Knee Extension Test   :

8. Sit and Reach Test   :

14.2 FORMULÁRIO DE CONSENTIMENTO

I, Mr. ____________________________ voluntarily agree to participate in the research study conduct on **"EFFECTIVENESS OF MUSCLE ENERGY TECHNIQUE AND ECCENTRIC TRAINING ON HAMSTRING FLEXIBILITY IN ATHLETES."** I was explained about the procedure of the study and I understood the requirements and benefit of the study.

I surely solely give consent to participate in the study.

Date: Signature of the Athelete

Place :

                                                              Signature of the therapist

14.3 CARTA MAGNA

TESTE DE EXTENSÃO ACTIVA DO JOELHO

GRUPO A (METS)

S.NO	PRE TEST DEGREE	POST TEST DEGREE
1	144	177
2	142	177
3	146	173
4	157	175
5	153	172
6	152	169
7	148	178
8	148	175
9	147	174
10	152	176
11	138	173
12	135	177
13	136	170
14	140	178
15	137	177

TESTE DE EXTENSÃO ACTIVA DO JOELHO

GRUPO B (TREINO EXCÊNTRICO)

S.NO	PRE TEST DEGREE	POST TEST DEGREE
1	145	162
2	149	164
3	150	165
4	151	168
5	152	169
6	147	160
7	147	159
8	149	162
9	150	164
10	153	166
11	150	168
12	152	170
13	148	171
14	146	165
15	150	166

TESTE DE SENTAR E ALCANÇAR

GRUPO A (MET)

S.NO	PRE TEST DEGREE	POST TEST DEGREE
1	4	7
2	4.9	8.5
3	4.7	9
4	3.9	7.9
5	6	9.1
6	5.5	8.9
7	6.5	9.2
8	4.4	7.9
9	5	10
10	4.3	8.2
11	3.5	7.1
12	5.1	10
13	6	9.9
14	5.7	9.9
15	5	9.8

TESTE DE SENTAR E ALCANÇAR

GRUPO A (TREINO EXCÊNTRICO)

S.NO	PRE TEST DEGREE	POST TEST DEGREE
1	5.6	8.9
2	4	7
3	3.5	7
4	4.6	7.8
5	5	8.9
6	5.4	9.9
7	4	8.8
8	5.5	10
9	4.6	7.6
10	3.9	8
11	4.4	9.9
12	3	6.8
13	4.2	9
14	5.1	10
15	3.5	9

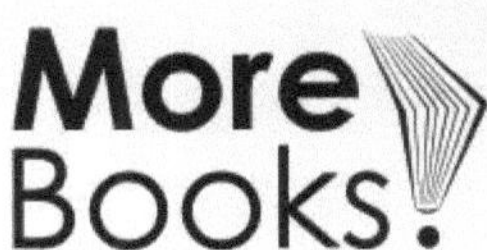

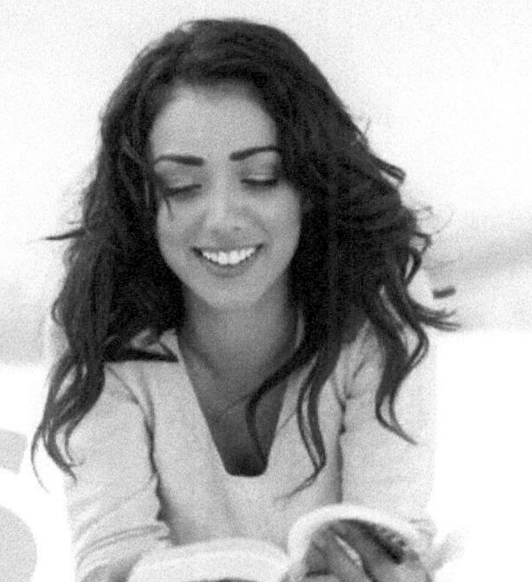

yes
I want morebooks!

Buy your books fast and straightforward online - at one of world's fastest growing online book stores! Environmentally sound due to Print-on-Demand technologies.

Buy your books online at
www.morebooks.shop

Compre os seus livros mais rápido e diretamente na internet, em uma das livrarias on-line com o maior crescimento no mundo! Produção que protege o meio ambiente através das tecnologias de impressão sob demanda.

Compre os seus livros on-line em
www.morebooks.shop

info@omniscriptum.com
www.omniscriptum.com

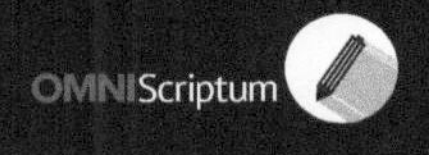

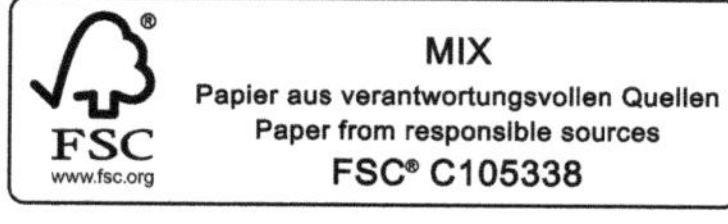

Printed by Books on Demand GmbH, Norderstedt / Germany